1 d ⁾¹/₁₂₅

ÉTUDE

DU

CHOLÉRA-MORBUS,

à l'usage

DES GENS DU MONDE.

IMPRIMERIE DE JEAN MARTEL AÎNÉ,
rue de la Préfecture, Nº 10.

ÉTUDE

DU

CHOLÉRA-MORBUS,

A L'USAGE
DES GENS DU MONDE;

PAR

A.-T. CHRESTIEN,

D. M. M.

Ex-Chirurgien de la Marine royale,
MEMBRE-FONDATEUR DU CONSEIL DE SALUBRITÉ D'ORAN
(AFRIQUE),
Professeur d'Accouchemens, etc.

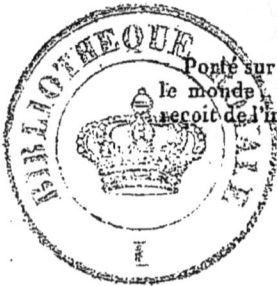

Porté sur les ailes de la crainte, le choléra court
le monde, trouvant dans la frayeur ce que l'œuf
reçoit de l'incubation; l'imagination est sa nourrice.

P.-A. BROST,
Traité du choléra-morbus, p. 240.

MONTPELLIER,

CHEZ L'AUTEUR, RUE PLAN-DU-PARC, N° 8;

ET CHEZ L⁵ CASTEL,
LIBRAIRE, GRAND'RUE, N° 29.

—

1835.

AUX

Habitaux

De Montpellier.

Mes chers Concitoyens,

A peine mes premières études médicales
furent-elles terminées (25 mars 1829), que
me conformant au précepte donné par

Hippocrate, dans son traité appelé LA LOI, de voyager pour n'être pas seulement médecin de nom, mais pour l'être en effet; j'obtins d'être embarqué, en qualité de chirurgien, à bord de différens bâtimens de l'état, et parcourus ainsi non-seulement les différentes villes maritimes de France, mais encore plusieurs de celles qui se trouvent sur les côtes d'Italie, d'Espagne, de Barbarie et d'Angleterre. Dans la patrie même du Père de la médecine, je pus vérifier l'exactitude des observations qu'il nous a laissées sur les maladies épidémiques; et l'occasion de les mettre à profit me fut offerte à Brest en 1832.

Aussi, dès que le choléra-morbus, par son apparition à Cette, vers la fin de l'an dernier, porta l'alarme dans notre ville, je m'empressai d'offrir mes services au premier magistrat de notre département, qui eut la bonté de m'en remercier et d'en prendre note, mais qui ne jugea pas et n'a pas jugé depuis lors à propos d'utiliser mon zèle.

Cependant l'épidémie n'a pas discontinué de se présenter sur la plupart des différens points qui environnent Montpellier, et d'entretenir dans ma ville natale des craintes qui, pour être justes, n'en sont pas moins dangereuses; car on s'est demandé (1) si le choléra - morbus épidémique *serait autre chose que celui de nos climats, sans des dispositions morales portées au plus haut degré d'exaltation dans une population terrifiée.*

Aussi ai-je cru utile de dissiper ou du moins d'atténuer ces craintes, en cas que l'épidémie osât plus tard violer le sanctuaire de l'oracle de Cos; et, pour y parvenir, rien ne m'a paru plus convenable que de mettre

_____

(1) *Observations sur le choléra-morbus recueillies et publiées par l'ambassade de France en Russie* (p. 54).

le flambeau de la science médicale à la portée de toutes les vues.

Heureux si j'ai su remplir la tâche que je me suis imposée ! Plus heureux encore si vous daignez sourire à mes efforts !

A.-C. Chrestien,

D. M. M.

Montpellier, 1er septembre 1835.

AVANT-PROPOS.

Quoique le *choléra – morbus* ait,
depuis quelques années, autant excité
l'émulation des médecins qu'abattu le
courage des gens du monde; quoique
aucune maladie n'ait autant fait gémir
la presse médicale, et que le nombre

des ouvrages dont il est le sujet s'élève,
pour la France seulement, au-delà de
quarante, il m'a semblé qu'un travail
concis, spécialement destiné aux gens
du monde, et dans lequel on leur ferait
observer que le mot *choléra - morbus,*
ayant des acceptions différentes, ne
doit pas toujours inspirer les mêmes
craintes ; que cette maladie attaque
tantôt quelques individus isolément, et
tantôt de grandes masses ; que, même
dans ce dernier cas, son caractère n'est
pas toujours le même, etc.; il m'a semblé, dis-je, qu'un pareil travail aurait
le double avantage d'éviter à quelques
personnes la lecture d'un très-grand
nombre d'ouvrages dont l'intelligence
n'est pas toujours facile, et de substi-
tuer dans l'esprit de quelques autres
des vérités consolantes à des préjugés
effrayans.

Après avoir mûrement réfléchi sur la manière dont je devais composer mon travail, j'ai cru convenable : 1° d'entrer dans quelques détails sur ce que l'on entend par *choléra-morbus* ; 2° d'établir quelles sont les différences qui existent entre le *sporadique* ou individuel et l'*épidémique* ou s'étendant à un grand nombre d'individus ; 3° d'examiner quelle a été la marche de ce dernier depuis son invasion en Europe ; 4° de discuter s'il doit inspirer plus d'effroi que la variole, la rougeole et autres maladies épidémiques ; 5° de prouver qu'il n'est pas contagieux ; 6° d'agiter la question de savoir s'il est inévitable ; 7° enfin d'indiquer les moyens de s'y soustraire.

Quant aux moyens de guérison, si je n'ai pas cru devoir les mentionner, ce n'est pas que je révoque en doute leur efficacité ; mais c'est que leur combinai-

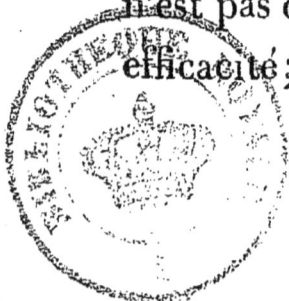

son et leur emploi m'ont paru pour
le moins aussi difficiles dans les mains
des personnes étrangères à notre pro-
fession, que le seraient le mélange et
le maniement des couleurs de la palette
la mieux garnie, pour celles qui n'ont
pas étudié la peinture. Cependant, le
choléra-morbus étant regardé par bien
des gens comme au-dessus des res-
sources de l'art, je crois devoir prouver que cette opinion est erronée. Et
d'abord, sur six cent vingt-neuf cholériques qui furent reçus à Moscow dans
l'hôpital d'Ordinska, du commencement de janvier jusqu'à la fin de septembre 1831, deux cent trois furent
guéris (1). D'après une lettre écrite par
un habitant notable de Hambourg, et

_____

(1) Bulletin général de thérapeutique médicale et
chirurgicale, tom. 1er, pag. 325.

dont M. Guéneau de Mussy donna lecture à l'Académie royale de médecine de Paris, sur sept cent treize individus atteints du choléra - morbus épidémique, du 9 octobre au 13 novembre 1831, trois cent huit en réchappèrent; sur dix mille cholériques reçus dans les différens hôpitaux de Paris, depuis le 26 mars jusqu'au 30 avril 1832, trois mille soixante - cinq ont été guéris; et, au moment où le relevé se faisait, il restait encore dix-neuf cent vingt-cinq cholériques vivans. Enfin, d'après un tableau approximatif des ravages exercés en France par le *choléra-morbus* depuis son invasion jusqu'au 24 juillet 1832, il y a eu environ deux cent mille personnes atteintes, et cent vingt mille ont fourni la preuve incontestable que la médecine n'est pas impuissante contre le *choléra-morbus*.

Si à ces résultats authentiques on objecte que les personnes qui ont survécu n'ont pas été atteintes du véritable *choléra*, je répondrai qu'effectivement elles n'ont pas eu le *choléra* qui tue, mais qu'elles ont présenté, du moins d'après quelques faits qui me sont propres, un assez grand nombre de simptômes caractéristiques, pour qu'il n'y ait pas de doute à cet égard, et que la distinction des maladies n'est pas basée sur leur terminaison heureuse ou funeste, mais bien sur un plus ou moins grand nombre de signes qui sont propres à chacune d'elles ou communs à plusieurs autres.

Parce qu'un malade chez lequel il y a gêne de la respiration, expectoration visqueuse et sanguinolente, etc., guérira, dira-t-on qu'il n'était pas atteint d'une fluxion de poitrine? Je ne le pense pas : pourquoi raisonnerait-on autrement à

l'égard du *choléra ?* Ce qui fait la gravité
de cette maladie ; c'est sa promptitúde ;
et les plaintes élevées contre la plupart
de nos insuccès sont injustes. Qui se per-
mettrait en effet de blâmer un avocat
qui, après avoir bien étudié toutes les
circonstances d'un procès et avoir pré-
paré plusieurs moyens de défense, ne
recevrait de la cour qu'un temps insuf-
fisant pour les développer l'un après
l'autre, et suivant l'ordre qui lui aurait
paru le plus convenable ? Personne, j'en
suis sûr ; et l'auditoire ne manquerait
pas de rejeter sur la cour tout l'odieux
de la condamnation. Pourquoi le public
se montrerait-il plus exigeant à notre
égard ? Le procès dont nous sommes
chargés est, j'en conviens, d'une bien
plus haute importance que tous ceux
que l'on confie à messieurs les avocats;
mais la nature est une cour bien autre-

ment souveraine que tous les pouvoirs judiciaires; et lorsqu'elle ne nous donne pas le temps d'employer les différens moyens curatifs que l'expérience a sanctionnés, nous ne saurions être responsables de notre impuissance.

Quelques personnes adressent aux médecins un autre reproche, qu'il est tout aussi important que facile de réfuter: c'est de n'avoir pas encore trouvé un spécifique contre cette maladie. Comment les personnes qui raisonnent sainement peuvent-elles espérer que l'on découvre jamais un remède qui convienne dans les différentes périodes d'une maladie? On peut bien demander aux médecins des *méthodes de traitement* spécifiques, c'est-à-dire des séries de moyens curatifs, qui puissent être convenablement modifiées suivant les circonstances; mais nous demander

la découverte d'une substance qu'on
oppose indistinctement à tous les cas
comme une sorte de panacée, c'est nous
demander l'impossible. Que l'on ne s'y
trompe pas : si l'on entend par *spéci-*
fiques des remèdes qui produisent toujours un effet salutaire chez tous les
sujets, la médecine n'en connaît pas ;
car un assez grand nombre de fièvres
intermittentes ne cèdent en aucune
façon au quinquina, et s'exaspèrent par
son usage. D'ailleurs, alors même que
le quinquina est indiqué, il ne l'est pas
dans toutes les périodes des maladies
qui réclament son emploi : il en est de
même du mercure et du soufre, qui,
s'ils étaient administrés sans le secours
de quelques correctifs ou de quelques
auxiliaires, ou bien lors de certaines
circonstances, exaspéreraient les maladies dont ils sont réputés les spécifiques.

Eh! croit-on que si l'administration des médicamens, même de ceux que l'on est le plus en droit d'appeler de ce nom, était aussi aisée que le pensent quelques personnes enthousiastes du merveilleux, nous consumerions la plus riante époque de notre vie à observer dans les hôpitaux l'effet des différentes méthodes curatives, la marche des maladies les plus dégoûtantes, et que, non contens d'avoir assisté au douloureux spectacle de l'agonie, nous irions jusqu'à interroger les froides dépouilles de nos semblables?

En vérité, je ne conçois pas l'aveuglement avec lequel certaines personnes, qui font d'ailleurs preuve d'un jugement sain dans des affaires d'un haut intérêt, se constituent encore de nos jours les dupes des charlatans, en dépit du ridicule qui a été déversé sur eux par les moralistes de toutes les époques, et dont la justice est démontrée par les prouesses du marquis Caretto, du père Guiton et autres non moins fameux (1). « Si l'on « en croit ces gens-là, » dit La Bruyère, « le remède qu'ils ont est un bien de « famille qui s'est amélioré dans leurs « mains. Ils ne ressuscitent personne, « à la vérité, ils ne rendent pas la vie « aux hommes, mais ils les conduisent « nécessairement à la décrépitude, et « ce n'est que par hasard que leurs « pères et leurs ayeux, qui avaient « leurs spécifiques et leurs secrets, sont « morts fort jeunes. »

---

(1) Enciclopédie alphabétique, t. VII, p. 395.

Les raisons pour lesquelles je supprime la lettre Y
dans les mots où elle ne tient pas la place de deux I,
sont le sujet d'un travail philologique sur les lettres H
et Y, que je viens de soumettre à une Société savante.

ÉTUDE

DU

CHOLÉRA-MORBUS,

A L'USAGE

des Gens du monde.

I.

Qu'entend-on par Choléra-morbus?

—

Des effets démontrés que l'on remonte aux causes;
Mais qu'on pèse les mots, car les mots font les choses.
CHÉNIER,
Discours sur l'intérêt personnel.

—

EMPRUNTÉ aux Grecs par les Latins, et
parvenu jusqu'à nous sans autre altération
que celles qui dépendent des caprices alpha-
bétiques, ce mot a eu et conserve deux

acceptions. Il désigna d'abord une maladie
aiguë, consistant dans une évacuation plus
ou moins violente de bile par haut et par
bas; plus tard on ne tint pas compte de la
nature des évacuations, et le mot *choléra*
n'exprima que la simultanéité des vomissemens et des déjections alvines. Il est aisé de
concevoir les graves inconvéniens qui ré-
sultent d'une dénomination aussi vicieuse,
car, d'après les deux acceptions du mot,
le *choléra* serait une des maladies les plus
fréquentes; tandis que si l'on s'élève à un
ordre de connaissances plus philosophiques,
on s'apercevra bientôt que les vomissemens
et les déjections alvines ne sont fréquem-
ment que des simptômes de maladies bien
différentes.

Soit que les déjections stomachales et alvines fussent bilieuses, soit que la sécrétion
bilieuse fût suspendue et remplacée par
une autre sécrétion ayant également lieu
dans touté la longueur du tube digestif, le
choléra n'attaquait, dans les premiers âges

du monde , qu'un seul individu à la fois ou quelques individus isolément : du moins, Hippocrate et Galien, qui , dans leurs ouvrages, parlent du *choléra* comme de toutes les autres maladies, et qui le distinguent en sec et en humide, n'en rapportent-ils aucune épidémie.

Quand le *choléra* s'étendit à un grand nombre de personnes , à des populations entières, on l'appela *épidémique*, pour le distinguer de celui qui se bornait à attaquer quelques individus, et qui fut appelé pour cela *sporadique*.

Bien long-temps, en Europe , nous ne connûmes que le *choléra sporadique.* A cet état, la maladie est grave, puisqu'elle est caractérisée , outre les vomissemens et les déjections fréquentes de bile , par une anxiété générale, une altération profonde de la face, la lividité des ongles et des lèvres, le refroidissement de la surface du corps, les crampes dans les membres , la flexion convulsive des doigts, la suppression des

urines, et quelquefois le hoquet : le pro-
nostic est fâcheux, puisqu'en peu d'heures,
la maladie parvient à son plus haut degré,
que le malade n'a plus la force d'aller à la
selle ni de vomir, que sa vie s'éteint et qu'il
meurt au milieu des convulsions et d'une
sorte d'étranglement. La rapidité avec laquelle la mort survient dans la plupart des
cas, a même fait donner à la maladie
le nom vulgaire de *trousse-galant;* néan-
moins, tant qu'il n'a été connu qu'à l'état
sporadique, le *choléra* (trousse-galant) n'a
pas inspiré beaucoup d'effroi, parce qu'on
n'attachait pas à son nom la propriété abso-
lue et nécessaire de s'étendre d'un individu
à un autre.

Les épidémies de *choléra* qui régnèrent
en Angleterre en 1669, 1676 et 1741, dont
Sydenham et Huxham nous ont transmis de
si instructives descriptions; celles qui furent
observées à Paris en 1730 et en 1780, ainsi
que celles qui depuis plusieurs années pro-
mènent presque partout le deuil et la ter-

reur, ont fait croire à quelques médecins modernes que le *choléra épidémique* est une tout autre maladie que le *choléra sporadique;* et j'avais moi-même partagé ce sentiment en 1832, époque à laquelle j'observai pendant toute sa durée l'épidémie de Brest.

Cette opinion, en passant de l'esprit des médecins dans celui des gens du monde, a beaucoup contribué à augmenter l'effroi qu'inspire à ces derniers le *choléra épidémique,* parce qu'ils croient que celui-ci doit toujours revêtir tous les caractères de celui qui, à cause des ravages qu'il a faits dans l'Inde, a été appelé *indien;* puis *asiatique,* à cause des victimes qu'il a frappées dans les régions occidentales de l'Asie ; et qui a aussi été désigné sous les noms de *maladie bleue, maladie noire, asphixie du cœur,* à cause de quelques-uns de ses simptômes.

Il est donc utile de faire savoir au public que le *choléra* de nos pays, celui qui est le plus anciennement connu, celui dont parlent Hippocrate et Galien, celui enfin dans lequel il y a flux de bile par haut et par bas, peut tout aussi bien devenir épidémique que le *choléra* dans lequel, les déjections sont blanchâtres, lactescentes, chiliformes, et où l'on observe cette teinte bleue qu'on appelle *cianose.* L'utilité de cet avis ressort de ce que, le *choléra* de nos pays, et que j'appellerai *européen,* étant beaucoup plus bénin que le *choléra asiatique,* alors que l'un et l'autre règnent sporadiquement, les craintes qu'il est permis de concevoir à la vue d'une épidémie, doivent être bien moindres si celle-ci revêt les caractères du *choléra* européen, que si elle revêt ceux du *choléra* asiatique.

Ce qui nous fit croire, à la plupart des médecins qui observâmes le *choléra-morbus* en 1832, que l'épidémique était d'une nature tout autre que le sporadique, c'est que le fléau morbide qui éclata en France au mois de mars 1832, après avoir parcouru l'Allemagne et l'Angleterre, avait revêtu tous les caractères du *choléra asiatique;* mais les différentes relations, qui ont été publiées depuis lors, du *choléra épidémique* dans les différens départemens de la France, et quelques faits que j'ai observés tout récemment, m'autorisent à soutenir que cette maladie se dépouille peu à peu des caractères qu'elle avait apportés de l'étranger, et qu'elle se rapproche de plus en plus du *choléra européen* qui, au lieu de se déclarer sporadiquement, a pris la marche épidémique.

Il résulte de tout ce que je viens de dire: 1° que par le mot *choléra* on entend plusieurs états morbides bien différens par leurs simptômes et par leur gravité, et qu'il serait bien pour la tranquillité publique d'obvier à cette confusion de langage; 2° qu'il ne faut pas, quand on entend parler du *choléra épidémique*, croire qu'il est toujours question du *choléra asiatique*, puisque celui de nos pays affecte depuis quelque temps la forme *épidémique*. Ce dernier mot, en effet, n'exprime pas un ordre particulier de maladies, mais seulement une forme que toutes ou le plus grand nombre peuvent revêtir.

J'ajoute que le *choléra européen épidémi-que* mêle quelquefois ses simptômes à ceux du *choléra asiatique*, et que la gravité de ces derniers n'est guère due aujourd'hui qu'à la négligence des malades qui ne réclament pas assez tôt les secours de notre art.

II.

Quelles sont les différences qui existent entre le Choléra sporadique et l'épidémique ?

—

Conservez à chacun son propre caractère.
BOILEAU.

—

A la tête des différences qui existent entre le *choléra sporadique* et l'*épidémi-que*, doivent être placées les causes et leur

influence. En effet, tous les agens suscep-
tibles d'irriter directement ou simpathique-
ment le tube digestif, sont ou peuvent être
causes principales et uniques du *choléra
sporadique*, en déterminant une sécrétion
anormale de bile ; tandis que ces mêmes
agens ne sont que causes occasionelles du
choléra épidémique, c'est-à-dire qu'ils ne
peuvent en déterminer le développement,
sans le concours d'autres causes qui ont déjà
modifié l'économie, qui l'ont disposée à
contracter l'épidémie, en préparant l'altération intime qui en forme l'essence. Vainement nous a-t-on détaillé les circonstances
au milieu desquelles le *choléra-morbus* se
déclara épidémiquement à Moscow en 1830,
à Varsovie en 1831, à Londres et à Paris
en 1832 ; aucune d'elles ne peut être consi-
dérée autrement que comme cause occa-
sionelle, puisque l'épidémie a *concomité*
avec les conditions les plus disparates. En
effet, quoique les lieux élevés et à air réputé
pur soient généralement considérés comme

un asile sanitaire, le choléra épidémique les a presque aussi souvent choisis que les pays situés au pied des montagnes et des collines. Les quartiers bas et enfoncés de Paris ont paru, il est vrai, plus exposés aux ravages de l'épidémie cholérique que les lieux élevés, découverts ; cependant on a trouvé des rapports de 49 et 50 sur 1000, dans les rues de la Roquette et des Amandiers, élevées de 92 et 108 pieds au-dessus du sol, comme on en a trouvé de 40 et 60 dans la rue Maubuée, dans la rotonde du Temple, à 33 pieds seulement de ce même sol. Quoique les chaleurs de l'été paraissent la condition la plus favorable au développement du choléra épidémique, celui-ci n'en a pas moins éclaté au milieu du froid le plus intense. Ce fut, il est vrai, sous l'influence d'une température de 18 à 23 degrés, et d'un vent de nord et nord-est, pendant les premiers jours de juillet, et de-là jusqu'au 14, de sud et de sud-ouest, que l'épidémie se ranima tout-à-coup, et que la mortalité s'éleva de 20 décès jusqu'à 225 (le 18 juillet); mais ce fut sous le même degré de chaleur, et par un vent de nord-est et nord-ouest qui souffla constamment pendant la seconde moitié de juillet, que le mal perdit de nouveau toute son intensité, pour ne plus la reprendre. Quoique les constitutions et les tempéramens les plus détériorés paraissent les plus exposés à l'épidémie cholérique, l'on a vu des hommes bien constitués en devenir rapidement victimes. Or, il est évident qu'aucune des causes signalées ne pourrait déterminer à elle seule le développement de l'épidémie. Il faut de toute nécessité que plusieurs de ces causes se trouvent réunies; encore même, cette réunion de causes ayant souvent existé sans produire le *choléra*, il faut admettre que l'épidémie a été préparée de longue main par d'autres causes, qui, pour être accessoires et éloignées, n'en sont pas moins positives, peut-être même par des causes occultes qui agissent à la longue sur le sistème nerveux, et le déterminent à réagir d'une manière morbide sur les organes de la digestion.

Si mes lecteurs se rappellent qu'une épidémie n'est point une maladie, mais bien une forme particulière qu'elle est susceptible de revêtir; que par le mot *choléra* on entend plusieurs états morbides différens, ils comprendront sans peine que les différences simptomatiques existant entre le *choléra sporadique* et le *choléra épidémique* peuvent être très-grandes ou très-légères. En effet, si c'est le *choléra asiatique* qui règne épidémiquement, la maladie ne s'annonce pas toujours, comme dans notre *choléra sporadique*, par des dérangemens notables dans les fonctions des voies digestives, mais bien quelquefois par un tournoîment de tête douloureux et une défaillance plus ou moins grave. Lorsque ce début n'est pas mortel, les malades, revenus à eux, restent dans une prostration extrême, et se plaignent d'avoir le corps comme paralisé; la tête reste pesante, la face rouge; ils se sentent importunés par un soulèvement continuel de l'estomac, avec envies de vomir, et restent fort tristes. Dans le *choléra sporadique*, les vomissemens et les déjections alvines qui le caractérisent sont bien quelquefois précédés par une céphalalgie plus ou moins intense, mais elle est loin d'avoir la gravité de celle que j'ai signalée plus haut ; et d'ailleurs, elle *concomite* avec un frisson général, des éructations acides ou de mauvaise odeur, quelques coliques, des borborigmes et des nausées fatigantes.

Si c'est le *choléra asiatique* qui règne épidémiquement, la langue, outre l'aspect jaunâtre ou blanchâtre qu'elle présente dans le *choléra sporadique*, est large, plate et refroidie dès le début de la maladie ; l'air expiré participe bientôt à ce refroidissement ; la parole devient de plus en plus difficile, sépulcrale ; les mots sont plutôt soufflés qu'ils ne sont prononcés ; l'abdomen, au lieu d'être tendu et de résister à la pression comme dans le choléra sporadique, se laisse aussi aisément malaxer qu'une pâte nouvellement pétrie ; les évacuations alvines, au lieu d'être toujours douloureuses et accompagnées de ténesme comme dans le *choléra sporadique*, se font assez souvent à l'insu du malade.

Si c'est le *choléra asiatique* qui règne épidémiquement, la roideur convulsive est moins considérable que dans le *choléra sporadique*; les parties qui paraissent le plus tendues par les crampes, ne présentent pas quelquefois la moindre résistanse, tandis que dans le *choléra sporadique* les crampes des mollets donnent souvent un tel degré de dureté à ces parties, qu'elles semblent avoir perdu toute élasticité.

Si c'est le *choléra asiatique* qui règne épidémiquement, la lividité des ongles et des lèvres, que j'ai déjà signalée, se répand bientôt sur tout le corps, qui devient excessivement lourd, et principalement sur la face, qui se grippe à l'instar des étoffes ; les yeux semblent s'atrophier dans l'orbite,

mais cette réduction, que quelques écrivains
ont évaluée à un quart ou à la moitié de
leur volume, n'est pas réelle ; elle est due,
suivant quelques auteurs, à la résorption
d'un tissu adipeux, demi-liquéfié, qui rem-
plit tous les vides de l'orbite. De la résorption de ce tissu résulte, disent-ils, le retrait
du globe de l'œil vers la nuque. Comment
expliquer alors le sentiment qu'éprouvent
les malades qui sont rappelés à la vie par
une thérapeutique heureuse, et qui se font
un plaisir de dire aux personnes qui les
entourent, que leurs yeux ne sont pas aussi
enfoncés dans la tête qu'ils l'étaient aupa-
ravant, ce qui, d'ailleurs, est conforme à
la vérité? Le tissu adipeux résorbé n'a pas
eu le temps, à coup sûr, de se reproduire.
L'explication du phénomène serait-elle plus
plausible, si l'on avait recours à une diffé-
rence de température, et par conséquent de
densité de ce même tissu adipeux? D'ailleurs,
ce ne serait là qu'une explication du méca-
nisme ; la connaissance de la cause n'en

resterait pas moins ignorée : je crois, avec l'un de nos écrivains les plus vrais, que tout est mistère en nous, hors de nous, autour de nous, et que ce n'est pas la peine de prendre un air capable pour dire une chose fort étonnante en soi, mais pas plus que beaucoup d'autres, et qu'on n'explique pas mieux que la pensée, le mouvement, les rêves, la vie, la mémoire, la sève et la chaleur (1).

Enfin, si c'est le *choléra asiatique* qui règne épidémiquement, les déjections gastriques et intestinales ne sont ni jaunâtres, ni porracées, ni brunâtres comme dans le *choléra sporadique*, mais bien analogues à une décoction de riz, séro-albumineuses, blanchâtres, lactescentes, chiliformes, comme je l'ai déjà signalé (*pag.* 26).

Mais si le *choléra* qui règne épidémiquement est tout simplement le *choléra* de nos pays, le *choléra* que j'appelle *européen*, les

---

(1) Léonide, par Victor Ducange, t. III, p. 165.

différences qui existent entre ce *choléra épidémique* et le *sporadique* sont beaucoup moins tranchées. Toutefois, il est vrai de dire que le *choléra,* pas plus que les autres maladies, ne saurait se soustraire aux variations qu'imprime le mode épidémique, variations qui consistent dans un accroissement plus ou moins considérable d'intensité, et dans l'apparition de quelques simptômes empruntés au *choléra asiatique,* sans que ce soit celui-ci qui règne réellement.

III.

Quelle a été la marche du Choléra-morbus épidémique depuis son invasion en Europe ?

Il va, mes chers amis, et ne cesse
d'aller.
P.-L. COURRIER,
le Pamphlet des pamphlets.

La connaissance de cette marche est si flatteuse pour l'amour-propre et si consolante pour l'humanité, que des médecins avides de gloire l'ont déjà tracée de plu-

sieurs manières. Les uns, comparant le
choléra-morbus épidémique à un incendie
qui dévaste une immense forêt, l'ont fait
voyager au gré des courans atmosphériques,
en suivant une direction constante et progressive de l'est à l'ouest. Expliquant ce
prétendu fait par les lois de la rotation des
planètes, ils n'ont pas craint d'avancer que
le *choléra* ferait le tour de la terre et que
rien ne pourrait l'arrêter. Les autres lui
ont donné les fleuves pour moyen de trans-
port, et ont appuyé leur opinion sur la
préférence qu'ils disent avoir observée du
choléra pour le voisinage des fleuves et des
rivières. Certains ont bien voulu croire qu'il
allait par les grand'routes, suivant toujours
la direction de l'est à l'ouest, mais faisant
toutefois quelques embardées au sud et au
nord.

De toutes les assertions une seule est sans
controverse : c'est que l'Inde est le théâtre
où le *choléra-morbus* a pour la première
fois revêtu la forme épidémique, et qu'il a

passé de l'Asie en Europe, en franchissant
cette longue chaîne de montagnes qui tra-
verse du sud au nord l'empire de Russie,
jusque sous le cercle polaire, et que l'on
connaît sous le nom de *monts Ourals*. La
prétendue préférence du *choléra* pour le
voisinage des rivières n'a nullement été con-
statée à Paris ; car il s'en faut beaucoup
que la rigueur du fléau y ait été en raison
directe de la quantité d'eau qui se trouve
sur le territoire de chacun des douze arron-
dissemens (1). Quant à la zone est-ouest
qu'on lui a communément assignée, elle n'a
été suivie qu'avec fort peu d'exactitude ; car
il résulte de la lecture attentive des médecins qui ont observé le *choléra* dans l'Inde,
que cette cruelle maladie s'étendait à Ma-
dras et à Bombay vers l'ouest, en même
temps qu'elle gagnait vers les archipels qui

---

(1) Rapport sur la marche et les effets du *choléra-
morbus* dans Paris et le département de la Seine,
pag. 107.

sont au sud, vers la Chine à l'est, et vers le plateau central de l'Asie au nord. Le même fait a été observé en France : à peine le *choléra* a-t-il éclaté dans notre capitale, qu'il s'est irradié dans différentes villes de province, et que, du 22 mars à la fin d'avril, il a envahi vingt-un départemens, sans suivre aucune direction constante.

Non-seulement l'irruption du *choléra* s'est faite dans tous les sens, mais encore elle a souvent été simultanée, au lieu d'être toujours successive, comme le prétendent ceux qui comparent la marche du *choléra* à une chaîne non interrompue dont un des bouts est dans l'Inde. Cette comparaison donne une idée fort inexacte de la marche du *choléra;* car cette chaîne a présenté et présente chaque jour beaucoup d'interruptions et surtout beaucoup d'entortillemens. Combien de fois, en effet, le *choléra* n'a-t-il pas dévié de sa marche progressive pour revenir soudainement sur ses pas! Aussi, une carte géographique, indiquant par ses

bariolages, avec le plus d'exactitude possible, la marche et les contre-marches du
choléra, n'aurait-elle pas aujourd'hui l'utilité qu'en attendaient, dès l'invasion de cette
maladie en Europe, les personnes plus riches
que courageuses et décidées à tout sacrifier
pour ne jamais se trouver sur son passage.

IV.

Le Choléra-morbus épidémique doit-il inspirer plus d'effroi
que la Variole, la Rougeole
et autres maladies épidémiques ?

Mon Dieu ! que nous sommes ingénieux
à nous tourmenter !

PAUL DE KOCK.

(

PUISQUE le mot *épidémique* n'exprime
pas, ainsi que je l'ai déjà fait observer
(*p.* 27), un ordre particulier de maladies,
mais seulement une forme que la plupart

d'entre elles peuvent revêtir, il serait inutile
de les passer toutes en revue, pour démontrer à mes lecteurs qu'ils sont journel-
lement entourés de maladies non moins
dangereuses que le *choléra*, et dont ils sont
pourtant bien moins épouvantés. Je me
contenterai de leur rappeler, d'une part,
la suette miliaire qui, à dater de 1737,
parcourut la Normandie, et se propagea
en 1782 dans le Languedoc, d'où elle passa
dans le Roussillon, imprimant aux bras et
à la poitrine de ses victimes des taches
noires et pourprées, qui formaient ensuite
des ecchimoses de la grandeur d'un écu de
cent sous ; et, d'autre part, cette maladie
bizarre qu'on a observée en 1828 à Paris,
d'où elle s'est successivement portée à Cou-
lommiers, à Meaux, à la Fère-Champenoise,
à Montmirail, au hameau Les Bordes, où
elle a fait périr un quart des habitans, et que
l'on a appelée *acrodinie* (1), parce qu'elle

_____

(1) Τὸ ἄκρον — l'extrémité ; ὀδύνη — douleur.

était principalement caractérisée par des fourmillemens très-douloureux aux pieds et aux mains, sans parler du gonflément que subissaient ces parties, d'une lésion plus ou moins notable des membranes muqueuses, etc. etc. Je leur ferai observer qu'outre ces deux épidémies, dont l'une est déjà de vieille date, et dont l'autre, au contraire, est toute récente, il en est une foule d'autres dont il serait trop long de dérouler la liste ; et pour leur en donner une preuve, il me suffira de mentionner ici un ouvrage remarquable de Lepecq de la Cloture, dans lequel ce médecin a détaillé les différentes épidémies qu'il a observées durant l'espace de quinze ans dans la Normandie, dont le nombre s'élève à 89, et dont plusieurs présentent une mortalité de 86 sur 90.

Quant à la variole et à la rougeole, il est notoire qu'elles exercent de temps à autre, parmi nous, de grands ravages. En effet, il y a des départemens du nord dans lesquels on appelle bénigne la rougeole, lorsqu'elle

n'enlève qu'un douzième des personnes
qu'elle atteint. Peu de gens ignorent qu'elle
fît périr à Paris, en 1712, dans moins d'un
mois, plus de 5oo personnes, et qu'elle
porta la désolation et le deuil jusque dans
le palais de Louis xiv, en enlevant presque
d'un seul coup le duc de Bourgogne et sa
femme. Quoique le traitement de cette
maladie soit bien mieux entendu qu'il ne
l'était autrefois, les journaux de médecine
ne mentionnent encore que trop souvent
des épidémies, dans lesquelles la rougeole
se complique de lésions organiques ou de
fièvres plus ou moins meurtrières.

S'il n'est plus vrai de dire, depuis la
précieuse découverte de la vaccine, « que
« la petite-vérole ne le cède point à la peste
« par les désastres qu'elle cause (1) », il ne
serait pas plus conforme à la vérité de pré-
tendre que la petite-vérole est toujours

---

(1) Enciclopédie ou Dictionnaire raisonné des
sciences, etc.; 3e édit., tom. xxxv, pag. 89.

bénigne. En effet, soit que par négligence ou par des raisons particulières un assez grand nombre de parens ne soumettent pas leurs enfans à ce moyen préservatif, soit que celui-ci reste quelquefois inefficace, la petite-vérole ne revêt encore que trop souvent la forme épidémique et n'immole qu'un trop grand nombre de victimes. Il me suffit, pour appuyer cette assertion, de citer, entre tant d'autres, l'épidémie de 1828, qui, dans l'espace de quatre mois, fut contractée à Marseille par 8000 individus, et qui en fit périr 1361.

V.

Le Choléra-morbus épidémique est-il contagieux?

Détruire un préjugé c'est servir sa patrie.
CHAMPFORT,
l'Homme de lettres.

Rien n'étant plus commode pour expliquer l'effroyable propagation du *choléra
épidémique* que de lui reconnaître un principe contagieux, on s'empressa, dès son

invasion en Europe, de rassembler des faits
tendant à prouver qu'il était parvenu jusqu'à nous, soit par des caravanes, soit
par des corps d'armée, soit enfin par des
navires partis de lieux infectés. Bien plus,
lorsque les faits manquaient, on se jetait
promptement dans le vaste champ des con-
jectures. « Serait-il sans la moindre vraisem-
« blance », disait le professeur Delpech (1),
en 1832, pour expliquer l'importation du
choléra à Kirkintiloch, bourg situé sur les
bords d'un canal, « que dans le temps où le
« *choléra* régnait à Sunderland, à New-
« Castle, dans tous les villages bordant les
« rivages de la mer du Nord, l'un de ces
« bateaux qui fréquentaient ces mêmes pa-
« rages ait eu un malade à bord, et que
« pour éviter les restrictions qui pesaient
« sur la navigation seulement, on l'ait dis-
« simulé? »

---

(1) Etude du *choléra-morbus* en Angleterre et en
Ecosse, pag. 220.

Les commissions et les conseils sanitaires, cédant à l'impulsion générale, et obéissant plutôt à leur faiblesse d'hommes qu'à leurs lumières de médecins, crurent que, dans la solution des questions qui leur étaient soumises par les différens gouvernemens, le doute suffit, non-seulement pour légitimer, mais encore pour commander les réglemens les plus préventifs. Conséquemment, ils adoptèrent *à priori*, et par excès de prudence, l'opinion que le *choléra épidémique* est contagieux ; conséquemment aussi, toutes les précautions sanitaires prises à l'égard de la peste, de la fièvre jaune, des tiphus et de la lèpre, furent prescrites par certains gouvernemens contre le *choléra épidémique*. Mais ces soins furent superflus ; car il a été bien constaté que, lorsque passant d'Asie en Europe, le *choléra* eut fait élection de domicile à Orenbourg, à la fin d'août 1829, le district de Casan prit contre la propagation de la maladie les précautions les plus minutieuses et les plus sévères, et

qu'il fut pourtant ravagé par elle ; que ces
mêmes précautions furent prises par les autorités des villes et des villages qui sont
échelonnés jusqu'à Moscow, sans qu'on pût
arrêter le fléau, et qu'il éclata à Saint-
Pétersbourg, au commencement de 1831,
quoiqu'un triple cordon sanitaire surveillât
les communications de cette capitale. Chaque jour, depuis lors, on reconnut que la
plupart des faits sur lesquels reposait la
croyance du principe contagieux étaient ou
controuvés ou contredits par d'autres faits ;
plus souvent les circonstances en étaient tellement altérées, que, réduits à leur juste
valeur, ils perdaient toute leur autorité.
Rien, en effet, n'est peut-être plus rare
que de voir les faits prouver réellement
après un mûr examen ce qu'ils ont d'abord
paru prouver. Les causes d'erreur sont si
nombreuses, et l'avidité du public pour les
accueillir est telle, qu'on devrait user de la
plus grande circonspection pour croire à
l'exactitude des faits. « Ce n'est pas », dit

Freinshemius (1), « un des moindres mal-
« heurs de l'humanité, que cette facilité
« avec laquelle, sur le plus léger témoi-
« gnage, nous ajoutons foi aux événemens
« que nous désirons. » A plus forte raison
doit-on être circonspect, si ces événemens
peuvent troubler la tranquillité publique.
Combien de fois n'a-t-on pas vu regarder
comme avérées des assertions qui, bien pe-
sées, étaient dénuées de tout fondement,
alors même qu'elles émanaient d'hommes
consciencieux! Cette vérité est appuyée chaque jour et dans tout pays de tant d'exemples, qu'il serait peut-être inutile d'en citer
de nouveaux. Je me permettrai pourtant
de rapporter le suivant, parce qu'il m'est
personnel.

La gabare de l'état la *Vigogne*, ayant été
chargée, au mois de mars 1832, de porter
au Havre-de-Grâce les plus beaux canons
qui avaient été pris à Alger, et qui, du

---

(1) Dans les Supplém. aux œuv. de Quinte-Curce.

Havre, devaient être envoyés à l'Hôtel des
Invalides de Paris, le préfet maritime de
Toulon mit à bord de ce bâtiment plusieurs
passagers qui avaient des destinations différentes. Le général Brossard fut déposé à
Alger avec le 5ᵐᵉ bataillon de la légion étran-
gère, et la *Vigogne* sortit de la Méditerra-
née, traversa le détroit de Gibraltar, mouilla
le 21 avril en rade de l'île d'Aix, y fit une
quarantaine d'observation de quatre jours,
remonta la Charente, et ne fut rendue dans
le port de Rochefort que le 26. Les passagers qui devaient se rendre soit à Lorient,
soit à Brest, déjà fort impatiens de revoir
le toit paternel, le furent bien davantage
encore, en apprenant que si la gabare était
entrée dans le port, c'était pour y rester un
mois environ : aussi demandèrent-ils la
permission, qui leur fut accordée, de se
rendre chez eux par terre. Quelle ne fut pas
ma surprise, lorsqu'en arrivant à Brest le
31 mai, et me présentant, en ma qualité de
chirurgien-major, avec le commandant du

bâtiment, pour demander l'entrée, celle-ci nous fut refusée, parce que l'un des passagers que nous avions déposés à Rochefort était mort à Morlaix, atteint du *choléra,* et qu'il l'avait communiqué à toute la ville! Je me hâtai de prouver, par la patente que l'on m'avait régularisée à Rochefort et à Lorient, que l'état sanitaire de ces deux villes était on ne peut pas plus satisfaisant, et, par mes cahiers de visite, qu'il en était de même de la santé de l'équipage. Après une quarantaine d'observation de trois jours; pendant lesquels les hardes, hamacs et effets de l'équipage furent mis à l'évent, l'entrée nous fut enfin accordée, et j'appris plus tard : 1° que plusieurs cas de *choléra* avaient été observés à Morlaix, avant l'arrivée du passager dont il a été question ; 2° que ce malheureux avait succombé à un anévrisme de l'aorte.

Le docteur Dalmas a prouvé également, par des recherches aussi exactes que minutieuses, que le *choléra* n'avait pas été in-

troduit à Dantzick par un navire provenant
de Riga, comme on l'avait répandu dans le
public, et comme quelques personnes le
croient peut-être encore parce qu'elles l'ont
lu dans un journal; car le navire suspecté
n'était arrivé à Dantzick que huit jours après
l'apparition de la maladie dans la ville.

Le nombre des allégations qui furent ainsi
reconnues fausses, devint bientôt suffisant
pour faire ouvrir les yeux aux personnes qui
cherchaient la vérité de bonne foi, et qui
n'étaient pas dominées par cette terreur pani-
que qui rend incapable de toute réflexion.
Mais ce n'était pas assez d'avoir démenti les
faits tendant à prouver que le *choléra-morbus
épidémique* est contagieux, il fallut prouver
aussi par des faits qu'il ne l'est pas. On ne se
contenta pas des preuves fournies par le
dévoûment des infirmiers et des sœurs de
charité, qui soutiennent la tête des cholériques pendant qu'ils vomissent, les mettent
au bain quand celui-ci est prescrit, et les
enveloppent du suaire quand ils sont morts;

on ne se contenta pas des preuves fournies par
le dévoûment des médecins qui sont obligés
de frictionner pendant un temps très-long
l'avant-bras des cholériques, quand ils veu-
lent leur pratiquer une saignée, comme je
l'ai fait cent fois au moins pendant l'épidémie que j'ai observée à Brest ; on ne se
contenta pas des preuves fournies par le
dévoûment des prêtres, qui, pour recevoir
la confession des cholériques, sont la plupart du temps tellement rapprochés de leur
bouche, qu'ils ne peuvent s'empêcher de respirer leur haleine ; on ne se contenta pas de
ces preuves, parce que quelques infirmiers,
quelques sœurs de charité, quelques médecins et quelques prêtres ont été victimes du
choléra. La raison disait bien à ceux qui
voulaient en écouter la voix, que le dévoûment n'est pas toujours un brevet d'immu-
nité, et que si ces quelques personnes, dont
le nombre est heureusement peu considérable, ont été atteintes du *choléra,* ce n'est
pas parce qu'elles ont donné leurs soins à

des cholériques, mais bien 1° parce qu'elles
étaient soumises aux mêmes causes qui ont
agi sur les autres cholériques, 2° parce qu'à
ces causes elles ont joint.les fatigues, et les
veilles. Mais « il faut être maître de soi
« pour entendre le langage de la raison (1) : »
d'autres preuves étaient donc nécessaires.

Non-seulement on soumit à l'analise chi-
mique le sang des cholériques ainsi que leurs
matières évacuées tant par haut que par.bas,
mais encore il y eut des médecins assez cou-
rageux pour tenter tous les moyens de s'ino-
culer la maladie ; et ils reçurent de leur
dévoûment la douce récompense d'apprendre au monde entier, que ni le pus, ni le
sang, ni les sueurs, ni les déjections soit
alvines, soit stomachales, ne transmettent
le *choléra*. Bien plus, l'innocuité du lait
des nourrices atteintes du *choléra* le plus
intense, fut prouvée par plusieurs observa-

---

(1) Les Barons de Felsheim, tom. II, pag. 223.

tions bien faites et publiées par des médecins
instruits et sans prévention : il me suffira
de rapporter la suivante (1).

« Une femme, d'une forte constitution,
« nourrissant un enfant de trois mois, bien
« portant, est prise d'accidens cholériques
« à quatre heures du soir : à minuit elle est
« dans la période algide la plus complète ;
« ses yeux sont enfoncés, sa figure fortement
« cyanosée, etc. Je la fais réchauffer par
« des moyens extérieurs ; je parviens à ré-
« tablir la réaction ; les seins sont fortement
« tendus et font souffrir la malade ; on
« présente l'enfant qui prend un moment,
« mais bientôt refuse de téter.

« Une femme du pays, faisant le métier
« de sucer les seins engorgés des femmes
« nouvellement accouchées, se décide à le

---

(1) Communiquée à un Journal de médecine
(*Bulletin général de thérapeutique médicale et chirurgicale*, tom. III, *pag.* 252), par le docteur Debauve,
médecin à Beaurieux, département de l'Aisne.

« faire chez cette malade. Le lait qu'elle
« attire est presque froid ; elle prétend que
« son estomac se révolte à son contact, ce-
« pendant elle continue à l'avaler. Ceci avait
« donné quelques appréhensions pour elle ;
« pourtant elle n'a senti aucune indisposition.

« Cette femme a continué à sucer le lait ;
« il était encore un peu froid le lendemain
« et de couleur grise ; le surlendemain il
« avait repris la chaleur et la couleur
« ordinaires. Elle n'a point cessé de sucer
« le lait et de l'avaler durant l'espace de
« vingt jours, c'est-à-dire jusqu'à ce qu'il a
« été tari, et elle n'a pas éprouvé un seul
« instant de malaise. Elle a tiré du lait d'au-
« tres nourrices, sans qu'il leur soit arrivé
« le moindre accident. »

Si je ne parle pas des expériences nombreuses qui ont été faites sur les animaux,
et desquelles il résulte qu'aucun phénomène
dû à une action vénéneuse n'est déterminé
par le sang des cholériques, soit qu'on l'ait
introduit dans le tissu cellulaire, le péritoine

ou l'estomac, soit qu'on l'ait injecté dans les veines, c'est que les sceptiques pourraient objecter que la susceptibilité de l'homme est bien différente de la susceptibilité des autres animaux.

Il est pourtant vrai de dire que le nombre des partisans de la contagion diminue de jour en jour, non-seulement dans les hautes classes de la société où l'instruction est généralement le plus répandue, mais encore dans les derniers rangs du peuple où les préjugés ont tant d'empire.

Vainement quelques personnes travaillées par la peur citeront-elles quelques exemples particuliers d'individus qui ont contracté, en plus ou moins grand nombre, le *choléra* dans la même maison : la voix publique leur répondra que parce qu'un habitant de cette maison a contracté la maladie, ce n'est pas une raison pour que les autres en soient exempts ; et aux quelques exemples d'individus qui, s'étant isolés, ne l'ont pas contractée, la voix publique opposera l'inutilité

des cordons sanitaires, qui furent mis sur
la Wisloka, pour garantir les cercles occi-
dentaux de la Gallicie encore épargnés ; sur
la Sola, pour abriter le reste des posses-
sions autrichiennes; sur la frontière de la
Transylvanie , pour préserver le Comitat
de Saros, en Hongrie ; sur la rive droite
du Danube , pour empêcher le *choléra* de
franchir ce fleuve ; la voix publique opposera
l'inutilité des efforts et des sacrifices qui ont
été faits pour soustraire à l'invasion du fléau
Vienne et Berlin ; la voix publique opposera,
enfin, les 187 rues de Paris qui sont restées
intactes, sans aucun moyen d'isolement, au
milieu des 1105 autres rues qui ont été
frappées par l'épidémie (1).

   Vainement quelques personnes, travaillées
par la peur, citeront-elles quelques exemples
isolés d'individus atteints du *choléra* après

_____

(1) Rapport sur la marche et les effets du *choléra-
morbus* dans Paris et le département de la Seine,
pag. 118.

avoir soigné un parent, un ami : la voix
publique leur opposera la prodigieuse ra-
reté d'infirmiers, de religieuses, de médecins et de prêtres qui ont succombé dans les
différens pays, malgré leur dévoûment, aujourd'hui généralement reconnu, mais me-
nacé, comme la plupart des belles actions,
d'un oubli trop prochain ; la voix publique
leur opposera les Foy, les Gaymard, les
Sandras, les Brière de Boismont, les Dalmas, et autres médecins dévoués qui sont
allés, en sentinelles avancées, étudier le choléra avant qu'il envahît notre belle France,
et parmi lesquels la mort a heureusement
frappé si peu de victimes ; la voix publique
leur opposera le dévoûment d'une foule
d'élèves qui ont été envoyés par les écoles
de médecine porter les secours de l'art qu'ils
apprennent, au milieu des populations déso-
lées, et qui sont tous ou presque tous revenus,
épargnés par la maladie. Aussi la voix publique maudira-t-elle ces personnes égoïstes qui
refusent non-seulement leurs soins, mais

encore des hardes, mais encore un asile à
des voyageurs qui se trouvent frappés du
choléra hors de leurs foyers. A quoi servi-
rait donc la civilisation, si le peuple chez
lequel elle est le plus avancée ne vouait pas
de pareils actes au mépris, lorsque, parmi
les Indous, auxquels nous nous croyons
bien supérieurs, tout le monde s'empresse
autour d'un malade qui est atteint du *choléra* dans la rue, le frictionne à l'envi; et
si quelqu'un tombe malade dans l'intérieur
d'une maison, les gens de celle-ci appellent
au secours du haut du toit, et aussitôt tous
les voisins se rendent à cette invitation ?

VI.

Le Choléra-morbus épidémique est-il inévitable?

—

Et la mort est partout pour qui veut la trouver.

C. DELAVIGNE,
la princesse Aurélie.

—

QUOIQUE la réponse à cette question se
trouve implicitement dans ce que j'ai déjà
dit (*p.* 22) de la concomitance du *choléra-
morbus épidémique* avec les conditions les

plus disparates, et dans la manière dont je me suis expliqué sur la marche de cette cruelle maladie, voici pourtant quelques faits qui serviront à la mieux motiver.

1° Aussitôt que l'épidémie éclata en 1832 à Paris, bien des gens s'éloignèrent avec précipitation, et se disséminèrent dans les villages les plus vantés par leur bonne tenue et leur salubrité, tels que Vitry, Chatillon, Saint - Ouen, etc. Quelques - uns de ces villages, il est vrai, n'eurent que peu ou même point de cholériques ; mais, en compensation, d'autres présentèrent une mortalité beaucoup plus grande, proportionnément, que celle de Paris. D'un autre côté, quelques villages réputés malsains, dans lesquels même se trouvaient des causes d'insalubrité, tels que Gentilly et Clichy-la-Garenne, villages dont la malpropreté était dégoûtante, ne présentèrent une mortalité que de 11 à 12 pour 1000, tandis que plusieurs des villages réputés les plus sains perdirent 40, 50 et 55, sur 1000, de leurs habitans.

2° Le précepte d'higiène publique, d'après lequel l'intérieur des maisons doit être exempt d'humidité, d'exhalaisons fétides, de tout encombrement d'animaux, etc., est d'une utilité si généralement reconnue, que des plaintes nombreuses furent portées contre une maison située à S¹-Denis, sur la place aux Gueldres, et dans laquelle se trouvaient vingt vaches et un mégissier. Les urines et les eaux, ne pouvant s'écouler, se réunissaient dans un puisard, s'y corrompaient, et dans cet état, jetées sur la voie publique par le moyen d'une pompe, répandaient à une grande distance l'odeur la plus infecte. Malgré toutes ces circonstances, la maison de la place aux Gueldres n'eut aucun cholérique; bien plus, personne ne fut atteint dans celles qui l'avoisinent immédiatement, quoiqu'une d'elles renfermât un pensionnat de 80 élèves à demeure et de 40 externes.

3° L'Hay, admirablement placé et d'une propreté parfaite, ne présentait qu'une seule mare infecte, située au milieu d'une ferme,

réléguée elle-même à l'extrémité du village :
la mortalité de L'Hay a été de 39 décès sur
1000, et tous les habitans de la ferme ont
été épargnés.

4° Enfin, les villages de Pantin, de la
Villette, des Prés-Saint-Gervais et de Belle-
ville, qui entourent Montfaucon, qui reçoivent toutes les émanations de cette voirie,
et qui ont été considérés par toutes les commissions comme les lieux les plus infects
et les plus malsains, non-seulement du département de la Seine, mais peut-être de la
France entière, se trouvent dans la caté-
gorie de ceux qui ont peu souffert.

Or, je le demande aux plus habiles, comment peut-on se flatter d'éviter une maladie qui donne un démenti si formel aux
opinions généralement reçues ; qui remet si
souvent en doute les principes qui parais-
saient si solidement établis ; qui, en un mot,
déjoue si souvent les prévisions humaines ?

Qu'on se garde pourtant bien d'arguer de
ces faits que les mesures de salubrité sont

inutiles ; car il est constant que le *choléra-morbus épidémique* a sévi plus violemment à Paris, dans les rues les plus étroites et les plus sales, telles que celles des Marmousets et de la Mortellerie, où se trouvent des maisons dont les habitans, entassés dans des chambres étroites, ne reçoivent même pas en quantité suffisante l'air corrompu qu'ils respirent.

Il a également sévi avec beaucoup de force sur les professions qui donnent généralement une existence précaire et dépendante d'un travail pénible, dont les fatigues journalières n'éprouvent d'interruption qu'en ajoutant à la détresse et à la misère de ceux qui les exercent ; tandis que les professions libérales sont celles qui ont éprouvé le moins de pertes. On pourrait presque dire qu'elles ont été épargnées aux dépens des autres ; car, ayant présenté en 1831 (depuis le mois de mars jusqu'à celui de septembre) 7329 décès sur 8938, les professions libérales auraient dû, d'après les calculs de la commission à laquelle j'emprunte ces renseignemens, offrir 11,965 décès cholériques sur 14,592, tandis qu'elles ne comptèrent que 9790 décès cholériques. Les professions libérales perdirent donc à Paris, par le *choléra*, 2175 personnes de moins que la mortalité de 1831 ne le faisait présumer.

Les domestiques et les cochers qui participent à l'aisance de leurs maîtres, ou du moins qui en ressentent les bienfaits, ont aussi généralement été moins maltraités par le *choléra;* tandis que les portiers, quoique logés sous le même toit, figurent, sur le tableau de la mortalité de Paris, parmi les professions sur lesquelles le *choléra* a le plus cruellement sévi, parce qu'ils habitent avec leur famille entière dans une loge où l'architecte semble avoir oublié que l'homme a besoin, pour respirer avec aisance, d'une certaine quantité d'air donnée (huit mètres cubes par heure), et qu'en général cette loge est d'une saleté dégoûtante. A Berlin,

ce sont les deux classes des bateliers et des
manœuvriers qui ont compté le plus grand
nombre de victimes : 1° parce qu'ils ont une
nourriture grossière et des logemens malsains ; 2° parce qu'ils font un trop fréquent
usage de l'eau-de-vie ; 3° parce qu'ils tardent
le plus possible à demander des secours
contre les simptômes précurseurs, afin de
perdre le moins qu'ils peuvent, le temps du
travail.

Si donc l'épidémie a sévi avec moins de
vigueur sur des lieux malsains que sur d'autres
réputés sains, cela provient de ce que les
habitans des villages, à qui différentes commissions sanitaires avaient prédit que si
quelque maladie épidémique venait à les
frapper, les coups en seraient terribles, ces
habitans-là s'observaient exactement dans
leur manière de vivre ; et réciproquement,
si Fontenay-sous-Bois, Puteaux, Suresnes
ont présenté une mortalité cholérique plus
grande que celle de Paris, c'est que les
personnes qui s'étaient retirées dans ces

6

beaux sites avaient trop de confiance dans
la salubrité du pays, et s'écartaient jour-
nellement des règles de l'higiène. Puisqu'il
faut, comme je l'ai déjà dit, la réunion de
plusieurs causes pour le développement de
l'épidémie, il convient aussi, pour se pré-
munir contre elle, de lui opposer plusieurs
moyens.

VII.

Quels sont les moyens de se soustraire au Choléra-morbus épidémique ?

De rien avec excès, de tout avec mesure,
Voilà le secret d'être heureux.

PARNY,
ma Retraite.

Tous les médecins qui ont observé le *choléra-morbus épidémique*, s'accordant à dire qu'il attaque de préférence les classes pauvres, malheureuses, mal logées, mal

nourries ; et cette assertion étant prouvée
par les 13,777 cholériques qui moururent
dans les hôpitaux de Paris, alors que le
nombre total des victimes du *choléra* ne
s'éleva dans cette capitale qu'à 18,402, il
ressort bien évidemment de ce fait, que les
meilleurs moyens de se soustraire au *choléra-morbus épidémique* seraient de divorcer
avec la pauvreté, de se loger proprement,
et de prendre une nourriture saine et suffisante. Mais toutes les classes de la société le
peuvent-elles? Non sans doute : il faut donc
que les classes aisées viennent au secours des
indigens qui n'ont d'autre tort que d'avoir
été oubliés par la fortune, et que l'autorité
veille à la santé de ceux qui, par leur
imprévoyance, leur inconduite et leurs
désordres, sont les propres artisans de leur
misère ; car, quoique le *choléra - morbus
épidémique* ne soit pas contagieux, les
émanations qui s'échappent du corps des
cholériques peuvent, si elles sont assez
abondantes, saturer l'atmosphère et devenir

un moyen de propagation, qu'il est de l'intérêt général d'éviter. Et que cette proposition ne passe pas pour hasardée; car la cause des épidémies ne doit souvent être recherchée que dans l'abus des communications trop immédiates avec certains individus atteints de maladies sporadiques. Les faits suivans vont, au reste, en démontrer toute la valeur.

1° Deux compagnies de sapeurs-pompiers, formant ensemble 3oo hommes, se trouvaient réunies à la caserne du Vieux-Colombier, à Paris, dans des chambres assez vastes d'ailleurs, mais dont toutes les fenêtres, disposées d'un seul côté, ne permettaient d'imprimer aucun courant à l'air et en rendaient ainsi la circulation impossible. Le fléau se répandit rapidement au milieu de ces hommes entassés : dans les premiers jours d'avril, 17 furent atteints et 11 périrent; on s'empressa de séparer ces deux compagnies si malheureusement rapprochées, et dès ce moment le mal arrêta sa violence.

2° Dans la caserne de Montaigu, les salles sont basses, masquées par les murs du Panthéon, qui leur dérobent en partie le soleil et la lumière. Ces salles, mal aérées par un seul rang de croisées étroites, sont tristes et obscures : l'humidité y est telle, qu'elle salit en peu de temps les objets suspendus contre la muraille, et dépouille de leurs poils les sacs des militaires, placés sur les tablettes. La 11ᵐᵉ compagnie de vétérans habitait cette caserne en 1832, et sur 135 militaires elle eut 18 cholériques ; tandis que la caserne du Luxembourg ou de la rue d'Enfer n'en eut qu'un seul sur 145 hommes : mais aussi cette caserne a des chambres élevées, où l'air entre des deux côtés par un double rang de hautes fenêtres, qui s'ouvrent à gauche sur une cour assez spacieuse, à droite sur le vaste jardin du Luxembourg.

3° A Hambourg, le *choléra* a débuté dans un local appelé la *Cave-Profonde*, qui servait d'asile à des mendians, et il en a atteint

presque tous les habitans (1) ; à Brest, c'est
dans une sorte de bas-fond ou de cloaque
affreux, nommé *Pont-de-Terre*, que j'ai
vu commencer l'épidémie de 1832.

Il ne suffit donc pas que les autorités
municipales prennent des mesures de propreté, qui devraient constamment être mises
en vigueur; mais le moyen le plus efficace
d'empêcher le *choléra-morbus* de se fixer
épidémiquement dans ces rues étroites,
obscures, mal aérées et encombrées, dans
la plupart des villes, d'habitans pauvres,
insoucians et malpropres, serait de disposer
dans les faubourgs des logemens gratuits,
de distribuer des secours aux plus misérables,
de ménager du travail à ceux qui par leur
salaire voudraient se procurer l'aisance ;
enfin, de modifier avantageusement ces quartiers, soit en obligeant les propriétaires
des maisons à y pratiquer des fenêtres qui

_____

(1) Traité du *choléra oriental*, par M. Littré,
pag. 130.

permettent à l'air intérieur de se renouveler,
soit en les leur faisant reconstruire au fur
et à mesure qu'elles tombent en ruines,
d'après les lois de l'higiène publique, soit
même en rasant des rangées entières de
maisons, dont la valeur serait certes bien
au-dessous du service que rendrait leur
démolition.

Quelque difficile que soit l'exécution de
ces mesures, la bienfaisance et la force
viendront plutôt à bout de loger convenablement, et même de faire travailler les classes
inférieures de la société, que de les soumettre à un bon régime alimentaire, parce
que, accoutumées à des alimens grossiers
et indigestes, elles aiment mieux généralement employer à des excès et à des orgies
les secours qu'elles reçoivent : bien plus,
j'ai vu des pauvres, indignes d'être secourus,
vendre des couvertures qu'on leur avait
données, pour se procurer du vin, de l'eau-
de-vie, ou enfin le moyen de satisfaire
l'incorrigible passion du jeu. Il est donc à

peu près inutile d'indiquer le régime alimentaire qu'il serait bon de leur faire suivre ;
et, quant à mes lecteurs, il me suffira de
leur faire observer que si la tempérance
est utile dans tous les temps, elle doit l'être
bien davantage sous l'imminence du *choléra-
morbus*. Mais faire l'énumération de ce
qu'il est permis de manger ou de ce qu'il
faut s'interdire me paraît au moins inutile ;
car, outre que, par les appétits particuliers,
on explique aisément qu'un mets est indi-
geste à Jean et ne l'est pas du tout à Pierre,
une observance outrée entraîne presque
inévitablement la peur de la maladie à
laquelle on veut échapper. « Plus de sécu-
« rité dans la vie, quand on pense trop à la
« prolonger, » dit Senèque (1). J'ai vu à
Rochefort les huîtres accusées de donner
le *choléra :* pendant un mois entier que j'ai
passé dans ce port, où arrivent assez abon-
damment les huîtres de Marennes, j'ai vu

---

(1) Lettre IV, sur les craintes de la mort.

bon nombre d'officiers de marine, sobres d'ailleurs, en manger habituellement ; je l'ai fait comme eux, et je n'ai pas vu un seul exemple fâcheux de cette infraction au préjugé. Un des médecins de Brest les plus recommandables, mais d'une frêle santé, ayant été incommodé après un repas dans lequel il avait mangé des petits-pois, les accusa de procurer le *choléra;* et son accusation eut un tel écho dans la ville, que presque personne n'en voulut plus : quelques officiers de marine, avec lesquels je mangeais ordinairement, ne s'en privèrent pas de toute la saison ; je fis comme eux, et personne de nous n'eut à s'en repentir. Il serait aisé de prouver ainsi, que les alimens réputés les plus indigestes, tels que les champignons, les truffes, les homards, etc., ne doivent pas être bannis sans retour ; mais je me résume, en disant que les excès seuls doivent être évités.

Ce principe une fois établi, il est presque inutile d'insister sur le soin qu'il faut avoir de ne pas coucher dans une chambre dont les fenêtres resteraient ouvertes ; de ne pas marcher pieds-nus ; de ne pas boire trop frais, alors surtout qu'on a chaud ; de ne pas se livrer à des excès, soit de travail, soit de plaisir, etc. ; mais un point sur lequel il importe d'insister, c'est la prétendue promptitude avec laquelle on croit généralement que le *choléra-morbus épidémique* attaque ses victimes.

C'est une erreur de croire qu'on se sente pris du *choléra* comme par un coup de foudre : il est rare que des indispositions plus ou moins graves ne l'aient pas précédé, même de plusieurs jours. Or, c'est parce que ces indispositions ont été négligées en présence ou sous l'imminence de l'épidémie, que celle-ci frappe indistinctement et le riche et le pauvre avec une promptitude si effrayante, que les gens du monde, jugeant par ces quelques faits exceptionnels, révoquent en doute ce qu'a sanctionné la plus attentive expérience des médecins. De ce

que l'on voit quelques soldats frappés de la
maladie au milieu de leurs exercices ; de ce
que l'on apprend, le soir, la mort d'un fonc-
tionnaire public, d'un haut personnage qui,
le matin, paraissait jouir d'une parfaite santé,
on conclut que le riche n'est pas plus que
le pauvre à l'abri du *choléra-morbus épidémique,* et que puisque son invasion est
si brusque, non-seulement il n'y a pas de
moyens pour le guérir, mais encore pour
le prévenir.

Si l'on ne précipitait pas ainsi son jugem-
ment, l'on pourrait apprendre que la
promptitude de l'invasion n'a été qu'appa-
rente ; car le soldat éprouvait depuis quelques jours des nausées, ou même des vomi-
turitions qu'il n'accusait pas aux chirurgiens
de son corps, dans la crainte d'être envoyé
à l'hôpital et mis à la diète ; car le fonc-
tionnaire public, le haut personnage était
obligé, malgré une diarrhée qui le travaillait
depuis un certain temps, à assister à de
grands repas, à faire des courses plus ou

moins fatigantes durant le jour, à s'occuper
d'écritures sérieuses durant une partie plus
ou moins grande de la nuit. Or, je le répète,
rien n'est peut-être plus rare que de voir les
faits prouver réellement ce qu'ils ont d'abord
paru prouver. Les faits peuvent être vrais, et
les conséquences qu'en tirent quelques personnes peuvent être fausses, parce que chaque
ordre de faits a besoin, pour être apprécié,
d'un ordre de connaissances spéciales.

Des détails dans lesquels je viens d'entrer,
il résulte que les moyens d'éviter le *choléra-
morbus épidémique* sont la propreté et la
sobriété ; mais pour que ces deux moyens
aient de l'efficacité, il faut qu'ils soient
employés simultanément ; car si l'on cite,
dans la plupart des pays où le *choléra* a
sévi, quelques victimes choisies parmi les
classes aisées ou même les plus riches de
la société, c'est parce que ces personnes
n'étaient pas sobres en tout point. D'ailleurs,
les moralistes ont généralement reconnu
que les gens riches sont portés, soit par

leur fortune, soit par leur rang, à mener
une vie irrégulière, et les préceptes à cet
égard remontent jusqu'au temps de Senèque.

Un troisième moyen de se soustraire au
choléra-morbus épidémique est l'éloigne-
ment du foyer d'infection ; mais pour que
ce moyen soit efficace, il faut que les
personnes qui l'emploient remplissent une
condition bien difficile à observer pour la
plupart d'entre elles : c'est de faire trève à
la peur, qui, de toutes les passions, disait
le cardinal de Retz, est celle qui affaiblit
le plus le jugement.

D'après ce que j'ai dit de l'aglomération
des indigens mal logés, et des émanations
qui s'échappent du corps des cholériques,
il est bien évident, en effet, que de tous
les moyens imaginables le meilleur est de
fuir le foyer de l'épidémie ; mais aussi,
d'après ce que j'ai dit des agitations morales,
il n'est pas moins évident que si l'on voyage
avec elles, on est tout aussi exposé à contracter la maladie que l'on fuit, que si l'on

n'en avait pas quitté le théâtre. D'un autre
côté, d'après ce que j'ai dit de la marche du
choléra-morbus épidémique, on est exposé
à le rencontrer non-seulement dans les lieux
que l'on a choisis pour asile, mais encore
en route, et à être obligé de s'arrêter dans
un hôtel, dans une auberge, dénué des
soins affectueux de sa famille, ou tout au
moins des secours éclairés des médecins
auxquels depuis plus ou moins long-temps
on confiait sa santé.

En dernière analise, les seuls moyens
préservatifs du *choléra-morbus épidémique*
sont, d'après l'avis presque unanime des
médecins, la propreté, la sobriété et la
fermeté.

Fin.

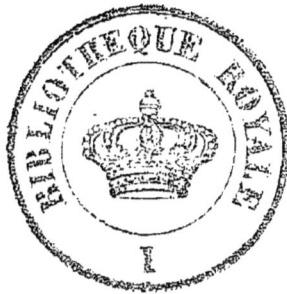

www.ingramcontent.com/pod-product-compliance
Lightning Source LLC
Chambersburg PA
CBHW050602210326
41521CB00008B/1082